47 Recetas Caseras de Jugos Para el Cáncer de Ovario:

Recetas Repletas de Vitaminas Que Le Darán a su Cuerpo Lo Que Necesita Para Combatir las Células Cancerígenas

Por

Joe Correa CSN

DERECHOS DE AUTOR

Esta publicación está diseñada para proveer información precisa y autoritaria respecto al tema en cuestión. Es vendido con el entendimiento de que ni el autor ni el editor están envueltos en brindar consejo médico. Si éste fuese necesario, consultar con un doctor. Este libro es considerado una guía y no debería ser utilizado en ninguna forma perjudicial para su salud. Consulte con un médico antes de iniciar este plan nutricional para asegurarse que sea correcto para usted.

RECONOCIMIENTOS

Este libro está dedicado a mis amigos y familiares que han tenido una leve o grave enfermedad, para que puedan encontrar una solución y hacer los cambios necesarios en su vida.

47 Recetas Caseras de Jugos Para el Cáncer de Ovario:

Recetas Repletas de Vitaminas Que Le Darán a su Cuerpo Lo Que Necesita Para Combatir las Células Cancerígenas

Por

Joe Correa CSN

CONTENIDOS

ACERCA DEL AUTOR

Luego de años de investigación, honestamente creo en los efectos positivos que una nutrición apropiada puede tener en el cuerpo y la mente. Mi conocimiento y experiencia me han ayudado a vivir más saludablemente a lo largo de los años y los cuales he compartido con familia y amigos. Cuanto más sepa acerca de comer y beber saludable, más pronto querrá cambiar su vida y sus hábitos alimenticios.

La nutrición es una parte clave en el proceso de estar saludable y vivir más, así que empiece ahora. El primer paso es el más importante y el más significativo.

INTRODUCCIÓN

47 Recetas Caseras de Jugos Para el Cáncer de Ovario: Recetas Repletas de Vitaminas Que Le Darán a su Cuerpo Lo Que Necesita Para Combatir las Células Cancerígenas

Por Joe Correa CSN

Cuando hablamos de alimentos para prevenir el cáncer de ovarios, simplemente tenemos que mencionar los jugos. Esta es la forma más fácil de darle a su cuerpo todos los nutrientes que necesita para mantenerse saludable. Además, son fáciles de hacer y pueden caber en el cronograma y presupuesto de todos. Es por ello que he creado esta colección saludable de recetas de jugos deliciosos, que ayudarán a combatir su cáncer de ovarios.

Los jugos no son algo nuevo. Son una forma antigua y popular de consumir múltiples frutas y vegetales al mismo tiempo. Este método poderoso ha sido demostrado en mejorar su sistema inmune y salud general en tan solo unos minutos de preparación. Al utilizar los ingredientes correctos, los resultados son simplemente sorprendentes.

El cáncer de ovarios es una enfermedad seria, y es la quinta causa de muertes por cáncer en las mujeres. Estas estadísticas horribles no pueden ser ignoradas, y la mejor forma de prevenir esto es empezando a cuidar de su salud a través de la alimentación. Las recetas de jugos que están basadas en ingredientes buenos y saludables fortalecerán su sistema inmune, restaurarán la integridad intestinal y proveerán nutrientes esenciales que van desde los aminoácidos a las vitaminas y minerales.

Hoy, la popularidad de los jugos frutales y vegetales es mayor que nunca antes. Esta tendencia positiva nos ha recordado de todos los beneficios de salud que los alimentos crudos tienen. Podemos o no tener el tiempo para comer saludable, pero el hecho es que todos tenemos un par de minutos para preparar un jugo delicioso por la mañana, y empezar el día de la mejor forma posible. Retornar a estos métodos de curación antiguos nos traerá muchos beneficios.

Cuando hablamos del cáncer de ovarios, los mejores ingredientes son la palta, repollo, pimientos, tomates, espárragos, té verde, pomelos, jengibre y bayas. Estos ingredientes poderosos deberían ser la base de sus jugos para combatir el cáncer de ovarios.

Hacer jugos no es una tendencia de dieta nueva, sino una herramienta de curación poderosa que puede implementar fácilmente en su rutina diaria. Es una de las mejores cosas que puede hacer por usted y su familia.

Detenga el cáncer de ovario hoy usando estas recetas únicas.

47 RECETAS CASERAS DE JUGOS PARA EL CÁNCER DE OVARIO: RECETAS REPLETAS DE VITAMINAS QUE LE DARÁN A SU CUERPO LO QUE NECESITA PARA COMBATIR LAS CÉLULAS CANCERÍGENAS

1. Jugo de Lechuga y Palta

Ingredientes:

2 tazas de Lechuga romana, en trozos

1 taza de palta, en cubos

1 taza de col rizada fresca, en trozos

1 kiwi entero, sin piel

1 pepino entero, en rodajas

Preparación:

Combinar la lechuga y col rizada en un colador grande. Lavar bajo agua fría y trozar. Dejar a un lado.

Pelar la palta y cortarla por la mitad. Remover el carozo y cortar en cubos pequeños. Rellenar un vaso medidor y reservar el resto.

Pelar el kiwi y cortarlo por la mitad. Dejar a un lado.

Lavar el pepino y cortarlo en rodajas finas. Rellenar un vaso medidor y reservar el resto.

Combinar la lechuga, col rizada, palta, kiwi y pepino en una juguera, y pulsar. Transferir a un vaso y añadir hielo antes de servir.

Información nutricional por porción: Kcal: 304, Proteínas: 9.8g, Carbohidratos: 42.8g, Grasas: 23.6g

2.   Jugo de Brócoli y Repollo

Ingredientes:

2 tazas de brócoli, en trozos

1 taza de repollo verde, en trozos

1 manzana verde pequeña, sin centro

1 taza de coliflor, en trozos

2 cucharadas de cebollas de verdeo, en trozos

¼ cucharadita de cúrcuma, molida

1 onza de agua

Preparación:

Lavar el brócoli y recortar las capas externas. Trozar y rellenar un vaso medidor. Reservar el resto.

Lavar el repollo bajo agua fría y colar. Trozar y dejar a un lado.

Lavar la manzana y cortarla por la mitad. Remover el centro y trozar. Dejar a un lado.

Lavar la coliflor y recortar las hojas externas. Trozar y rellenar un vaso medidor. Reservar el resto en la nevera.

Lavar la cebolla y trozar. Dejar a un lado.

Combinar el brócoli, repollo, manzana, coliflor y cebollas en una juguera, y pulsar. Transferir a un vaso y añadir la cúrcuma y agua. Refrigerar 10 minutos antes de servir.

Información nutricional por porción: Kcal: 127, Proteínas: 6.6g, Carbohidratos: 37.9g, Grasas: 1.1g

3.   Jugo de Té Verde

Ingredientes:

1 cucharadita de polvo de té verde

2 tazas de espinaca, en trozos

1 taza de berro, en trozos

1 taza de col rizada, en trozos

1 taza de Acelga, en trozos

¼ cucharadita de jengibre, molido

1 onza de agua

Preparación:

Combinar la espinaca, berro, col rizada y acelga en un colador grande. Lavar bajo agua fría. Colar y trozar.

Poner el polvo de té en un tazón pequeño. Añadir 3 cucharadas de agua caliente y revolver. Dejar reposar 3 minutos.

Combinar la espinaca, berro, col rizada y acelga en una juguera, y pulsar. Transferir a un vaso y añadir el jengibre y agua.

Refrigerar 20 minutos antes de servir.

Información nutricional por porción: Kcal: 87, Proteínas: 16.3g, Carbohidratos: 22.9g, Grasas: 2.4g

4.   Jugo de Espárragos y Pimiento

Ingredientes:

1 taza de espárragos, recortados

1 pimiento verde grande, en trozos

1 taza de apio, en trozos

¼ cucharadita de cúrcuma, molida

¼ cucharadita de jengibre, molido

1 onza de agua

Preparación:

Lavar los espárragos y recortar las puntas. Trozar y rellenar el vaso medidor. Reservar el resto en la nevera.

Lavar el pimiento y cortarlo por la mitad. Remover las ramas y semillas. Trozar y dejar a un lado.

Lavar el apio y trozar. Dejar a un lado.

Combinar los espárragos, pimiento y apio en una juguera, y pulsar. Transferir a un vaso y añadir la cúrcuma, jengibre y agua.

Agregar hielo y servir inmediatamente.

Información nutricional por porción: Kcal: 48, Proteínas: 5.1g, Carbohidratos: 15.8g, Grasas: 0.6g

5.   Jugo de Pomelo y Naranja

Ingredientes:

1 pomelo entero, sin piel

1 naranja grande, sin piel

1 taza de pepino, en rodajas

1 taza de papaya, en trozos

¼ cucharadita de canela, molida

2 cucharadas de agua de coco

Preparación:

Pelar el pomelo y naranja. Dividir en gajos. Cortar cada gajo por la mitad y dejar a un lado.

Lavar el pepino y cortarlo en rodajas finas. Rellenar un vaso medidor y reservar el resto.

Pelar la papaya y trozarla. Rellenar un vaso medidor y reservar el resto en la nevera.

Combinar el pomelo, naranja, pepino y papaya en una juguera, y pulsar. Transferir a un vaso y añadir la canela y agua de coco.

Refrigerar 10 minutos antes de servir.

Información nutricional por porción: Kcal: 214, Proteínas: 4.6g, Carbohidratos: 65.4g, Grasas: 1g

6.   Jugo de Coliflor y Zanahoria

Ingredientes:

1 taza de coliflor, en trozos

2 zanahorias grandes, en rodajas

1 rábano grande, en trozos

1 taza de verdes de nabo, en trozos

¼ cucharadita de jengibre, molido

2 onzas de agua

Preparación:

Recortar las hojas externas de la coliflor. Lavar y trozar. Rellenar un vaso medidor y reservar el resto.

Lavar y pelar las zanahorias. Cortar en rodajas finas y dejar a un lado.

Lavar el rábano y trozarlo. Dejar a un lado.

Lavar los verdes de nabo bajo agua fría. Colar y trozar. Dejar a un lado.

Combinar la coliflor, zanahorias, rábano y verdes de nabo en una juguera, y pulsar. Transferir a un vaso y añadir el jengibre y agua.

Agregar hielo y servir inmediatamente.

Información nutricional por porción: Kcal: 75, Proteínas: 4.3g, Carbohidratos: 23.3g, Grasas: 0.8g

7. Jugo de Granada y Banana

Ingredientes:

1 taza de semillas de granada

1 banana grande, en trozos

1 manzana Granny Smith pequeña, sin centro

1 taza de frambuesas

¼ cucharadita de jengibre, molido

Preparación:

Cortar la parte superior de la granada y bajar hacia cada membrana blanca. Remover las semillas a un vaso medidor y dejar a un lado.

Pelar la banana y trozar. Dejar a un lado.

Lavar la manzana y cortarla por la mitad. Remover el centro y trozar. Dejar a un lado.

Lavar las frambuesas bajo agua fría. Colar y dejar a un lado.

Combinar las semillas de granada, banana, manzana y frambuesas en una juguera, y pulsar. Transferir a un vaso y añadir el jengibre.

Agregar hielo y servir inmediatamente.

Información nutricional por porción: Kcal: 265, Proteínas: 5.1g, Carbohidratos: 81.6g, Grasas: 2.5g

8.   Jugo de Alcachofa y Espinaca

Ingredientes:

1 alcachofa grande, en trozos

1 taza de espinaca fresca, en trozos

1 taza de repollo verde, en trozos

1 taza de palta, en cubos

¼ cucharadita de cúrcuma, molida

Preparación:

Recortar las hojas externas de la alcachofa. Trozar y dejar a un lado.

Combinar la espinaca y repollo en un colador grande. Lavar bajo agua fría. Colar y trozar. Dejar a un lado.

Pelar la palta y cortarla por la mitad. Remover el carozo y trozar. Rellenar un vaso medidor y reservar el resto en la nevera.

Combinar la alcachofa, espinaca, repollo y palta en una juguera, y pulsar. Transferir a un vaso y añadir la cúrcuma.

Refrigerar 10 minutos antes de servir.

Información nutricional por porción: Kcal: 282, Proteínas: 15.4g, Carbohidratos: 42.6g, Grasas: 23.2g

9.   Jugo de Ananá y Moras

Ingredientes:

1 taza de ananá, en trozos

1 taza de moras

1 taza de menta fresca, en trozos

1 lima entera, sin piel

2 onzas de agua de coco

Preparación:

Cortar la parte superior del ananá. Pelar y cortar en rodajas finas. Rellenar un vaso medidor y reservar el resto.

Poner las moras en un colador grande. Lavar bajo agua fría, colar y dejar a un lado.

Lavar y colar la menta. Trozar y dejar a un lado.

Pelar la lima y cortarla por la mitad. Dejar a un lado.

Combinar el ananá, moras, menta y lima en una juguera. Pulsar y transferir a un vaso. Añadir el agua de coco y algunos cubos de hielo antes de servir.

Información nutricional por porción: Kcal: 125, Proteínas: 4g, Carbohidratos: 42.9g, Grasas: 1.2g

40. Jugo de Naranja y Brócoli

Ingredientes:

1 naranja grande, sin piel

1 taza de brócoli, en trozos

1 taza de pepino, en rodajas

1 lima entera, sin piel y por la mitad

2 onzas de agua de coco

¼ cucharadita de jengibre, molido

Preparación:

Pelar la naranja y dividirla en gajos. Cortar cada gajo por la mitad y dejar a un lado.

Lavar el brócoli y recortar las hojas externas. Trozar y rellenar un vaso medidor. Reservar el resto en la nevera.

Lavar el pepino y cortarlo en rodajas finas. Rellenar un vaso medidor y reservar el resto.

Pelar la lima y cortarla por la mitad. Dejar a un lado.

Combinar la naranja, brócoli, pepino y lima en una juguera, y pulsar. Transferir a un vaso y añadir el agua de coco y jengibre. Agregar hielo y servir inmediatamente.

Información nutricional por porción: Kcal: 106, Proteínas: 4.8g, Carbohidratos: 33.3g, Grasas: 0.6g

41. Jugo de Guayaba y Frutilla

Ingredientes:

1 guayaba entera, en trozos

1 taza de frutillas, en trozos

1 manzana Granny Smith pequeña, sin centro y en trozos

1 limón entero, sin piel y por la mitad

¼ cucharadita de jengibre, molido

2 onzas de agua

Preparación:

Pelar la guayaba y cortarla por la mitad. Remover las semillas y lavarlas. Trozar y dejar a un lado.

Lavar las frutillas y remover las ramas. Trozar y rellenar un vaso medidor. Reservar el resto en la nevera. Dejar a un lado.

Lavar la manzana y cortarla por la mitad. Remover el centro y trozar. Dejar a un lado.

Pelar el limón y cortarlo por la mitad. Dejar a un lado.

Combinar la guayaba, frutillas, manzana y limón en una juguera, y pulsar. Transferir a un vaso y añadir el jengibre y agua.

Refrigerar 15 minutos antes de servir.

Información nutricional por porción: Kcal: 136, Proteínas: 3.6g, Carbohidratos: 43.9g, Grasas: 1.3g

42.   Jugo de Banana y Menta

Ingredientes:

2 bananas grandes, sin piel y en trozos

1 taza de menta fresca, en trozos

1 kiwi entero, sin piel

1 limón entero, sin piel

1 manzana roja Deliciosa grande, sin centro y en trozos

¼ cucharadita de canela, molida

Preparación:

Pelar las bananas y trozarlas. Dejar a un lado.

Lavar la menta bajo agua fría. Colar y trozar. Dejar a un lado.

Lavar la manzana y cortarla por la mitad. Remover el centro y trozar. Dejar a un lado.

Combinar las bananas, menta, kiwi, limón y manzana en una juguera, y pulsar. Transferir a un vaso y añadir la canela.

Agregar hielo y servir inmediatamente.

Información nutricional por porción: Kcal: 398, Proteínas: 6.1g, Carbohidratos: 117g, Grasas: 2.1g

43.   Jugo de Zanahoria y Apio

Ingredientes:

2 zanahorias grandes, en trozos

1 taza de apio, en trozos

1 pomelo entero, sin piel

1 manzana Dorada Deliciosa pequeña, sin centro y en trozos

¼ cucharadita de canela, molida

Preparación:

Lavar y pelar las zanahorias. Trozar y dejar a un lado.

Lavar el apio y trozarlo. Rellenar el vaso medidor y reservar el resto en la nevera.

Pelar el pomelo y dividirlo en gajos. Cortar cada gajo por la mitad y dejar a un lado.

Lavar la manzana y cortarla por la mitad. Remover el centro y trozar. Dejar a un lado.

Combinar las zanahorias, apio, pomelo y manzana en una juguera, y pulsar. Transferir a un vaso y añadir la canela.

Agregar hielo picado y servir inmediatamente.

Información nutricional por porción: Kcal: 203, Proteínas: 4.3g, Carbohidratos: 60.6g, Grasas: 1.1g

44.   Jugo de Puerro y Pera

Ingredientes:

1 puerro entero, en trozos

1 pera mediana, en trozos

1 lima entera, sin piel

1 taza de cantalupo, sin piel y en trozos

 1 onza de agua de coco

¼ cucharadita de jengibre, molido

Preparación:

Lavar el puerro bajo agua fría. Colar y trozar. Dejar a un lado.

Lavar la pera y cortarla por la mitad. Remover el centro y trozar. Dejar a un lado.

Pelar la lima y cortarla por la mitad. Dejar a un lado.

Cortar el cantalupo por la mitad. Remover las semillas y pulpa. Cortar y pelar un gajo grande. Trozar y rellenar un vaso medidor. Reservar el resto en la nevera.

Combinar el puerro, pera, lima y cantalupo en una juguera, y pulsar. Transferir a un vaso y añadir el agua de coco y jengibre.

Agregar hielo o refrigerar 10 minutos antes de servir.

Información nutricional por porción: Kcal: 184, Proteínas: 3.5g, Carbohidratos: 56.2g, Grasas: 0.8g

45.   Jugo de Alcachofa y Albahaca

Ingredientes:

1 alcachofa mediana, en trozos

1 taza de albahaca fresca, en trozos

1 taza de lechuga roja, en trozos

1 taza de repollo morado, en trozos

1 taza de pepino, en rodajas

1 zanahoria grande, en rodajas

Preparación:

Recortar las hojas externas de la alcachofa. Trozar y dejar a un lado.

Lavar la albahaca con agua fría y trozarla. Dejar a un lado.

Combinar la lechuga y repollo en un colador grande y lavar bajo agua fría. Colar y trozar. Dejar a un lado.

Lavar el pepino y cortarlo en rodajas finas. Rellenar un vaso medidor y reservar el resto en la nevera.

Lavar y pelar la zanahoria. Cortar en rodajas finas y dejar a un lado.

Combinar la alcachofa, albahaca, lechuga, repollo, pepino y zanahoria en una juguera, y pulsar. Transferir a un vaso y servir inmediatamente.

Información nutricional por porción: Kcal: 88, Proteínas: 7.6g, Carbohidratos: 30.1g, Grasas: 0.7g

46.   Jugo de Palta y Ciruela

Ingredientes:

1 taza de palta, en cubos

2 ciruelas enteras, en trozos

1 lima entera, sin carozo y en trozos

1 pera pequeña, en trozos

2 onzas de agua de coco

¼ cucharadita de jengibre, molido

Preparación:

Pelar la palta y cortarla por la mitad. Remover el carozo y cortar en cubos pequeños. Rellenar un vaso medidor y reservar el resto.

Lavar las ciruelas y cortarlas por la mitad. Remover los carozos y trozar. Dejar a un lado.

Pelar la lima y cortarla por la mitad. Dejar a un lado.

Lavar la pera y cortarla por la mitad. Remover el centro y trozar. Dejar a un lado.

Combinar la palta, ciruelas, lima y pera en una juguera, y pulsar. Transferir a un vaso y añadir el agua de coco y jengibre.

Agregar hielo y servir inmediatamente.

Información nutricional por porción: Kcal: 328, Proteínas: 4.6g, Carbohidratos: 54.1g, Grasas: 22.6g

47.   Jugo de Brotes de Bruselas y Zanahorias

Ingredientes:

2 tazas de Brotes de Bruselas, por la mitad

2 rábanos grandes, en trozos

1 calabacín pequeño, en trozos

1 taza de pepino, en rodajas

2 zanahorias grandes, en rodajas

¼ cucharadita de cúrcuma, molida

Preparación:

Lavar los brotes de Bruselas y recortar las capas externas. Cortarlos por la mitad y rellenar un vaso medidor. Reservar el resto en la nevera.

Lavar los rábanos y recortar las partes verdes. Pelar y trozar. Dejar a un lado.

Lavar el calabacín y cortar en rodajas finas. Dejar a un lado.

Lavar el pepino y cortarlo en rodajas finas. Rellenar un vaso medidor y reservar el resto.

Lavar y pelar las zanahorias. Cortar en rodajas finas y dejar a un lado.

Combinar los brotes de Bruselas, rábanos, calabacín, pepino y zanahorias en una juguera, y pulsar. Transferir a un vaso y añadir la cúrcuma. Refrigerar 15 minutos antes de servir.

Información nutricional por porción: Kcal: 118, Proteínas: 9.2g, Carbohidratos: 35.7g, Grasas: 1.3g

OTROS TITULOS DE ESTE AUTOR

70 Recetas De Comidas Efectivas Para Prevenir Y Resolver Sus Problemas De Sobrepeso: Queme Calorías Rápido Usando Dietas Apropiadas y Nutrición Inteligente

Por

Joe Correa CSN

48 Recetas De Comidas Para Eliminar El Acné: ¡El Camino Rápido y Natural Para Reparar Sus Problemas de Acné En 10 Días O Menos!

Por

Joe Correa CSN

41 Recetas De Comidas Para Prevenir el Alzheimer: ¡Reduzca El Riesgo de Contraer La Enfermedad de Alzheimer De Forma Natural!

Por

Joe Correa CSN

70 Recetas De Comidas Efectivas Para El Cáncer De Mama: Prevenga Y Combata El Cáncer De Mama Con una Nutrición Inteligente y Alimentos Poderosos

Por

Joe Correa CSN

www.ingramcontent.com/pod-product-compliance
Lightning Source LLC
Chambersburg PA
CBHW030258030426
42336CB00009B/428